Rudolf Abel

Über einfache Hilfsmittel zur Ausführung bakteriologischer Untersuchungen in der ärztlichen Praxis

Verone

Rudolf Abel

Über einfache Hilfsmittel zur Ausführung bakteriologischer Untersuchungen in der ärztlichen Praxis

1st Edition | ISBN: 978-9-92500-083-8

Place of Publication: Nikosia, Cyprus

Erscheinungsjahr: 2016

TP Verone Publishing House Ltd.

Nachdruck des Originals von 1899.

Ueber einfache Hülfsmittel zur Ausführung bacteriologischer Untersuchungen in der ärztlichen Praxis.

Es giebt zwar noch immer hier und da Aerzte, welche den durch die Bacteriologie geschaffenen Aufschlüssen über die Aetiologie einer Reihe der wichtigsten Infectionskrankheiten skeptisch gegenüberstehen, Aerzte, die, wie man zu sagen pflegt, „nicht an Bacterien glauben." Aber bei weitem überwiegt doch die Zahl der Praktiker, welche sich der Beweiskraft der bacteriologischen Thatsachen und Lehrsätze nicht entziehen können und die Ueberzeugung gewonnen haben, dass die Zuhülfenahme bacteriologischer Untersuchungen in der Praxis für die Stellung der Diagnose und damit für die Wahl der therapeutischen und prophylactischen Massnahmen vielfach von wesentlichem Nutzen ist. Dass diese Würdigung der Bedeutung bacterioskopischer Untersuchungen in immer weiteren Kreisen Platz greift, hat jeder beobachten können, der seit einer Reihe von Jahren in grösseren hygienisch-bacteriologischen Instituten thätig ist. Von Jahr zu Jahr mehrt sich die Zahl der Aerzte, welche sich mit Ansuchen um Ausführung bacterioskopischer Untersuchungen an diese Institute wenden, mehrt sich die Anzahl der Fälle, in denen sie Vorteil von der bacteriologischen Prüfung erhoffen.

Nicht alle Aerzte haben es aber so bequem, wie die in Universitätsstädten und in grossen Orten prakticierenden Collegen, dass ihnen an ihrem Wohnsitz selbst gut eingerichtete und von Fachleuten geleitete Laboratorien zur Verfügung stehen, in denen die von ihnen gewünschten Untersuchungen umgehende Erledigung finden können. Der weit vom Sitz eines Institutes entfernt auf dem Lande oder in der kleinen Stadt wohnende College wird die Hülfe des Laboratoriums nur für d i e Fälle in Anspruch nehmen können, in welchen die Gewinnung einer möglichst schnellen Diagnose nicht von Nöten ist. In Fällen, welche eine umgehende Stellung der bacteriologischen Diagnose erfordern, wie es z. B. bei diphtherieverdächtigen Erkrankungen der Fall ist, kann die Hülfe des fernen Instituts nicht nutzbar gemacht werden; denn trotz Einsendung des Untersuchungsmateriales per Eilpost, trotz prompter Ausführung der Untersuchung im Institut und trotz telegraphischer Mitteilung des Ergebnisses an den Einsender wird oft soviel Zeit vergehen, bis der behandelnde Arzt das Untersuchungsresultat in Händen hat, dass er unmöglich bis dahin mit der Entscheidung über die zu wählende Therapie warten kann. Aber auch in nicht dringlichen Fällen wird der vom Laboratorium entfernt wohnende Arzt sich nicht so leicht entschliessen, das Laboratorium um Vornahme der Untersuchung anzugehen, wie der am Orte eines Untersuchungsinstitutes domicilierende College, weil die Verpackung und Versendung des Untersuchungsmateriales, die Aufzeichnung der nötigen Erläuterungen · über die Natur desselben und der bei der Untersuchung etwa zu berücksichtigenden besonderen Gesichtspunkte Mühe und Umstände verursachen. Auch der Geldpunkt spricht bei diesen Verhältnissen mit. Wenn auch eine Reihe von Untersuchungsanstalten infolge entsprechender Dotation seitens des Staates oder der Gemeinde in der Lage sind, die durch die Aerzte begehrten Untersuchungen unentgeltlich auszuführen, so sind doch die Mehrzahl der Laboratorien, darunter z. B. alle von Privatleuten unterhaltenen, genötigt, ein Honorar für die von ihnen vorgenommenen Arbeiten zu fordern. Es ist dem Arzte aber nicht zuzumuten, dass er in den Fällen, in welchen ihm von Seiten des Patienten oder von dessen Krankenkasse u. s. w. die Auslagen für die Untersuchung oder auch nur für die Sendung der Untersuchungsobjecte an das Laboratorium nicht vergütet werden, die entstehenden Kosten aus eigener Tasche bestreitet. Er wird dann wohl oder übel der Regel nach vorziehen müssen, sich ohne bacteriologische Untersuchung zu behelfen.

Bei dieser Lage der Dinge erhebt sich naturgemäss die Frage: Kann denn der Praktiker nicht selbst im eigenen Hause wenigstens diejenigen bacteriologischen Untersuchungen ausführen, deren Vornahme häufiger einmal in der Praxis sich als wünschenswert erweist? Diese Frage ist unbedingt zu bejahen. Die jüngere Generation der Aerzte hat schon während ihrer Studienzeit Gelegenheit gehabt, durch Teilnahme an bacteriologischen Cursen oder durch Thätigkeit als Practicant in den jetzt an jeder Universität bestehenden hygienischen Instituten sich mit der so überaus einfachen bacteriologischen Technik bekannt, wenn auch vielleicht nicht vertraut zu machen und die Erreger der wichtigsten Infectionskrankheiten in morphologischer und biologischer Hinsicht kennen zu lernen. Aelteren Collegen ist in Feriencursen die Möglichkeit geboten, ihre Kenntnisse auf diesem Gebiete zu ergänzen. Eine gewisse bacteriologische Schulung besitzt also eine grosse Zahl von Aerzten schon, und wer ihrer noch entbehrt, der kann sie leicht erreichen. Diese Schulung reicht vollkommen aus, um auf ihr als Grundlage bauend sich durch eigenes weiteres Studium die nötige Gewandheit und Erfahrung für

die Vornahme der meisten in der Praxis vorkommenden einfachen bacteriologischen Untersuchungen anzu-
eignen. Die Untersuchung von Secreten auf Tuberkelbacillen mittelst des Mikroskopes und des Tierexperi-
mentes, die Untersuchung auf Diphtherie- und In-
fluenzabacillen, Gono- und Pneumococcen, die Prüfung
von Blut, Eiter, Faecalien u. s. w. auf die darin ent-
haltenen Bacterien, die Anstellung der Widal'schen
Serumreaction in Typhusverdächtigen Krankheitsfällen,
die Prüfung von Verbandstoffen u. dergl. auf Keim-
freiheit, eventuell auch die Vornahme der Sterilisierung dieser Materialien, gelegentlich vielleicht die
bacterioskopische Examinierung von Wasser und Milch,
— das sind eine Anzahl häufig in der Praxis wieder-
kehrender Aufgaben, welche bei einiger Uebung ohne
gar zu erhebliche Schwierigkeiten zu lösen sind.

Was den praktischen Arzt, der Neigung zu bacteriologischen Arbeiten besitzt und einen gewissen
Grundstock der zu ihrer Ausführung nötigen Erfah-
rungen und Kenntnisse gesammelt hat, abhält, sich in
eigenen Untersuchungen zu bethätigen, ist übrigens
der Regel nach auch gar nicht die Befürchtung, dass
er der nötigen Sicherheit des Urteils in bacteriologischen Dingen ermangele und auch durch Uebung ohne
weitere Anleitung sie nicht erwerben könne. Vielmehr
hört man gewöhnlich von Herren, die den Nutzen bacterioskopischer Untersuchungen voll erkennen und
gern selbst sie ausführen möchten, als Grund, weshalb
sie es nicht thun, anführen, dass ihnen ihre Praxis
keine Zeit dafür lasse oder dass die notwendige kleine
Laboratoriumseinrichtung zu kostspielig sei, oder dass,
falls eine solche schon vorhanden ist, es sie verdriesse,
immer gerade im entscheidenden Momente zu finden,
dass die Nährböden vertrocknet, die Farblösungen
verdorben seien und damit die Ausführung der Untersuchungen unerwarteten Hindernissen begegne. Es

mag sein, dass es wirklich noch so glückliche Collegen giebt — sie sollen ja immer seltener werden —, denen ihre Praxis nicht einmal die wenigen Minuten Zeit lässt, welche für eine einfache bacteriologische Untersuchung nötig sind; die meisten Aerzte werden sie leicht erübrigen können. Ganz und gar nicht gerechtfertigt aber ist die Annahme, dass es einer kostspieligen Laboratoriumseinrichtung bedürfe, um die für die Praxis wichtigen Bacterienuntersuchungen auszuführen, und dass es mit Schwierigkeiten verknüpft sei, die nötigen Apparate und sonstigen Untersuchungsmaterialien ständig in einem solchen Zustande zu halten, dass sie zu sofortiger Verwendung geeignet sind. Mit ganz bescheidenen Mitteln kann man ein allen Anforderungen der Praxis genügendes Laboratorium herrichten und in Stand halten. Es ist das freilich ein Punkt, auf den in bacteriologischen Cursen sowohl wie in den verbreiteten Lehrbüchern der bacteriologischen Technik, die mit üppig ausgestatteten Laboratorien zu rechnen pflegen, meist keine Rücksicht genommen wird.[1] Ich hoffe daher, dem einen oder anderen der in der Praxis stehenden Collegen einen Dienst zu erweisen, wenn ich im Folgenden eine Reihe von Hinweisen gebe, wie man mit einfachen Mitteln beim bacteriologischen Arbeiten sich behelfen kann.

---

[1] In meinem „Taschenbuch für den bacteriologischen Praktikanten" 4. Aufl. Würzburg, A. Stuber 1898, habe ich besonderen Wert darauf gelegt, derlei kleiner Kunstgriffe und einfacher Hülfsmittel Erwähnung zu thun. Auch das „Lehrbuch der Bacteriologie" von L. Heim, 2. Aufl. Stuttgart, Ferd. Enke 1898, berücksichtigt vielfach das Arbeiten unter bescheideneren Verhältnissen, als sie die grossen bacteriologischen Laboratorien bieten. Interessenten seien auch auf v. Esmarch's Abhandlung über „Improvisieren bei bacteriologischem Arbeiten" in der Hygienischen Rundschau 1892 S. 653 verwiesen, die manche mit den im folgenden gegebenen Winken sich berührende Ratschläge enthält.

Wer über genügende Räume verfügt, wird sich womöglich ein Zimmer eigens als Laboratorium einrichten. Indessen ist es absolut nicht erforderlich, dafür einen besonderen Raum zur Disposition zu haben. Bestimmte Arbeiten wie z. B. das Herstellen und Sterilisieren der Nährsubstrate wird man auch bei Benutzung eines besonderen Zimmers als Laboratorium lieber in der Küche vornehmen, weil dort die im Laboratorium erst anzulegenden Einrichtungen zum Kochen und zur Ableitung der sich dabei entwickelnden Dämpfe schon vorhanden sind. Für die Vornahme der eigentlichen bacteriologischen Untersuchungen aber genügt ein nicht zu kleiner Tisch an einem Fenster des Sprechzimmers, daneben ein grosser Schrank mit Fächern zur Aufnahme der Culturen, Apparate und fertigen Nährsubstrate und eventuell noch ein Wandplatz oder ein Tisch zum Aufstellen eines Brutapparates. Der Platz am Fenster muss möglichst hell sein und wenigstens etwas directes Himmelslicht zum Mikroskopieren empfangen. Will man auch am Abend mit dem Mikroskop arbeiten, so kann man als Lichtquelle eine Spiritusglühlampe oder Auer'sches Gasglühlicht benutzen. Auch eine Petroleumlampe genügt vollständig, besonders wenn man das Licht derselben, um ihm seine gelbe Farbe zu nehmen, durch eine Schusterkugel (für 15 bis 20 Pf. käuflich) fallen lässt, welche mit einer dünnen Lösung von Kupfersulfat in Aqua dest. mit einem Zusatz von soviel Ammoniak zu derselben, dass die Lösung klar und tiefblau wird, gefüllt ist. Wie concentriert die Lösung sein muss, hängt von der Farbe der Petroleumflamme ab; man probiere so lange, bis das durch die Kupferlösung fallende Licht im mikroskopischen Gesichtsfelde rein weiss erscheint. Die Schusterkugel legt man mit einer Unterlage von Papier auf ein Gestell von starkem Draht, das man sich selbst herstellt, oder auf einen eisernen Dreifuss

(Preis ca. 1 Mark), den man auch noch für andere Zwecke gebrauchen kann, oder auf einen leeren Holzkasten.

Das wichtigste Handwerkszeug des Bacteriologen ist das Mikroskop. Dies ist der einzige Gegenstand, für den man notwendig eine erhebliche Summe anlegen muss. Falsche Sparsamkeit in diesem Punkte rächt sich oft empfindlich. Von billigen Instrumenten kann man nicht gleich gute Leistungen wie von kostspieligeren erwarten, man erhält von ihnen weniger deutliche Bilder, begeht gar in Folge davon Irrtümer und verliert vielleicht Mühe und Zeit umsonst. Man knausere also nicht bei der Anschaffung eines Mikroskopes nicht, wende sich an die bekannten berühmten Firmen und wähle ein einfach ausgestattetes, aber gutes Instrument mit schwacher und starker Trockenlinse, Oelimmersion, Revolver und Irisblende; für 3 bis 400 Mark kann man ein recht vorzügliches Instrument bekommen. Zweckmässig übergiebt man dasselbe vor dem Kaufe einem Sachverständigen zur Prüfung. Auf jeden Fall thue man dies, wenn man sich zum Ankauf eines der billigen Mikroskope im Preise von nur 100 bis 200 Mark, wie sie ständig von manchen Firmen als sogenannte „Bacterienmikroskope" in den medicinischen Fachblättern angepriesen werden, entschliessen will. Es ist nicht unbedingt gesagt, dass diese Mikroskope nichts taugen; ich habe deren gesehen, die für einfache Untersuchungen vollständig ausreichten. Wer aber nicht selbst schon erfahrener Mikroskopiker ist, hole erst das Gutachten eines sachverständigen Bacteriologen ein, ehe er solch' ein Instrument erwirbt.

Für die mikroskopische Untersuchung bestimmte gefärbte Präparate fertigt man zweckmässig nur auf Objectträgern an. Deckgläschen sind teuer und sehr fragil; beim Putzen zu neuer Benutzung

nach gemachtem Gebrauch geht unvermeidlich eine
Unmenge von ihnen in die Brüche. Objektträger sind
weniger zerbrechlich und, da man sie deshalb kräftiger
bearbeiten kann, auch leichter zu reinigen. Man fixiert
das Untersuchungsmaterial auf ihnen wie auf dem
Deckgläschen durch Antrocknenlassen und mehrmaliges
Durchziehen durch die Flamme und hält sie hierbei
wie bei Färbung, Entfärbung Gegenfärbung u. s. w. mit
dem nicht beschickten Teile in den Fingern. Wer
sich vor Beschmutzung der Hände durch die auf den
Objektträger getropften Farb- und sonstigen Lösungen
hüten will, fasse ihn in eine — übrigens auch für
Deckgläschen benutzbare — Färbepincette, wie ich sie
angegeben habe.[1] Zum Abspülen der Präparate genügt
Brunnen- oder Leitungswasser, das man in einer zur
Spritzflasche hergerichteten Weinflasche oder in einem
Küchentopf mit Schnabelausguss auf dem Tisch stehen
hat; das abfliessende Wasser fängt man in einer auf dem
Arbeitstisch stehenden Waschschüssel oder dergleichen
auf. Nach dem Abspülen trocknet man den Objectträger erst mit grobem Löschpapier — sog. Pflanzen-
presspapier —, dann mit gutem Fliesspapier ab; man
drücke das Papier nur auf und wische nicht damit
über die bestrichene Partie des Objectträgers, weil
man damit das zu untersuchende Material leicht herunter-
reiben kann. Dann pinselt man die Fasern des Fliess-
papieres mit trockenem Pinsel fort, bringt Immer-
sionsöl auf die beschickte Stelle und untersucht ohne
Deckglas. Nach Abtupfung des Oeles mit Fliesspapier
oder Abspülung desselben mit Xylol kann man die
Präparate Jahre lang in brauchbarem Zustande aufbewahren. Besonders wichtige Partieen derselben kann
man noch speciell schützen, indem man auf sie ein
Deckgläschen mittelst Canadabalsams aufklebt. Man

---

[1] Centralbl. f. Bacteriol. Bd. XVIII S. 782. Erhältlich
von Instrumentenmacher Stöpler, Greifswald, Fischstr. für 6 ℳ.

kaufe diesen in Tuben, wie sie von den Malern zur Aufbewahrung der Oelfarben benutzt werden, da er darin vor Eintrocknung geschützt ist und sich dauernd brauchbar erhält.

An Farblösungen halte man nur Loeffler'sches Methylenblau, Ziehl'sches Carbolfuchsin und Carbolgentianaviolett ($2^{1}/_{2}$% iges Carbolwasser mit Zusatz von 10% gesättigter alkoholischer Farbstofflösung) vorrätig. Alle drei Lösungen sind, mit Aqua dest. angesetzt, lange haltbar und genügen für einfache Färbungen vollkommen. Die Carbolgentianaviolettlösung ist auch zur Ausführung der Gram'schen Färbung verwendbar; zur Gegenfärbung dient dabei verdünntes Carbolfuchsin. Man bewahre die Farblösungen in Flaschen mit dicht schliessenden Korkstopfen; Glasstopfen sind nach längerem Stehen der Flaschen oft kaum wieder herauszubringen. Wer häufiger Färbepraeparate herzustellen hat, durchbohrt die Korkstopfen auf den Farbstoffflaschen und steckt Glasröhrchen, die man selbst von längeren Glasröhrchen abschneidet und an den Enden rund schmilzt, durch die Bohrung hindurch, so dass ihr unteres Ende in die Lösung eintaucht; ihr oberes Ende kann man mit einem Wattebäuschchen schliessen. Die Röhrchen dienen als Pipetten zur Entnahme der Farbstofflösung. Flaschen mit Gummihütchen empfehlen sich zur Aufbewahrung der Farbstoffe nicht, weil der Gummi mit der Zeit unelastisch wird. — Tuberkelbacillen färbe man nach Ziehl-Neelsen mit Carbolfuchsin, entfärbe die übrigen Elemente des Praeparates mit 5% iger Schwefelsäure und 70% igem Alkohol und färbe mit etwas verdünnter Loeffler'scher Methylenblaulösung nach. Von der viel beliebten Benutzung solcher Lösungen, welche Entfärbung und Gegenfärbung in einer Manipulation gestatten, rate ich ab; die vorstehend angegebene Methode ist, wenn auch ein klein wenig umständlicher, doch besser, weil sie genau mit dem Auge verfolgen lässt, wie weit in jedem Momente die Entfärbung des Praeparates gediehen ist. Einen schwarzen Teller, auf dem man die zur Untersuchung geeignetsten Partieen, die sog. Linsen in den auf Tuberkelbacillen verdächtigen Sputis am leichtesten wegen des Farbencontrastes auffinden kann, fertigt man sich selbst, indem man die Oberseite eines Suppentellers bis auf einen 1 cm breiten Streifen am Rande mit Asphaltlack überzieht und trocknen lässt.

Schnittpraeparate von Körpergewebe anzufertigen wird bei den einfachen bacteriologischen Arbeiten, welche den Praktiker interessieren, kaum jemals nötig. Wer sich damit befassen will oder muss, härte die Gewebe in weithalsigen Flaschen mit Korkstopfenverschluss (sog. Opodeldokflaschen) in Alkohol, klebe sie zum Schneiden ohne weitere Einbettung mit Glyceringelatine auf Korkstückchen auf oder lasse sie in Anisoel oder Cacaobutter eingebettet im Aetherspray gefrieren. Den Aethersprayapparat fertigt man sich selbst nach Art der Spritzflaschen aus einer Medicinflasche mit Korken und zwei zweckmässig gebogenen Glasröhren; statt mit einem Ballon bläst man mit dem Munde hindurch. Gut brauchbare Mikrotome erhält man z. B. von R. Jung in Heidelberg bereits im Preise von 27 Mark (Nr. 7 des Kataloges). Die Färbung und weitere Behandlung der Schnitte nimmt man in Salznäpfchen oder Schnapsgläschen vor, in welche man die entsprechenden Lösungen einfüllt. Spatel zum Manipulieren der Schnitte kann man sich selbst mit einer kräftigen Scheere in der gewünschten Form aus dünnem Blech ausschneiden.

An Apparaten zur Herstellung und Sterilisierung der üblichen Nährsubstrate braucht man kaum etwas anzuschaffen. Das Kochen der Nährböden besorgt man auf dem Küchenherde oder auf einem Petroleumkocher unter dem Herdabzuge. Bouillon und die daraus herzustellenden Nährsubstrate, Nährgelatine und Nähragar kocht man in gewöhnlichen Kochtöpfen oder auch in milchkannenartigen, womöglich emaillirten, kleinen Blechkannen mit überfassendem Blechdeckel und Bügelgriff, in denen die Substanzen vor Verunreinigung durch Luftkeime trefflich geschützt sind. Wer sich den Luxus leisten will, sich einen Dampfkochtopf anzuschaffen, lässt sich am besten vom nächsten Klempner einen solchen nach Art der alten Koch'schen Dampftöpfe anfertigen, nämlich in Form eines nicht über 40 cm hohen Cylinders von Kupfer oder auch von Eisenblech mit Wasserstandsrohr, einem Drahtgitter, 10 cm über dem Boden, und einem abhebbaren Deckel mit Loch für ein Thermometer. Eine Umkleidung des Cylinders mit Filz oder Linoleum ist unnötig. Der Preis eines solchen Apparates beträgt etwa 10—20 Mark, je nach Ausführung und Art des verwendeten Materiales. Die jetzt meist in den Laboratorien verwendeten Dampfkochapparate, welche aus Cylindern mit doppeltem Mantel bestehen, den Dampf im Apparate von oben nach unten strömen lassen und nach dem Austritt aus dem Apparate wieder condensieren, empfehle ich nicht zur Anschaffung für den Praktiker. Sie sind alle unverhältnismässig teuer und haben den Mangel, dass ihr Kesselraum nicht zugänglich und zu reinigen ist, so dass er bei Benutzung des Apparates und namentlich bei Verwendung von Wasser mit hohem Abdampfrückstand zur Speisung schnell und unrettbar verschmutzt. Dass der Dampf bei diesen Apparaten von oben nach unten strömt, ist gewiss ein Vorteil; aber der einfache Koch'sche Dampftopf mit umgekehrter Stromrichtung giebt ebenfalls gute Sterilisierungsresultate, wenn man ihn nur nicht höher, als oben angegeben, wählt und für kräftige Beheizung durch Herdfeuer oder einen guten

Petroleumkocher sorgt. — Noch einfacher construiert man einen Dampfkochapparat derart, dass man auf einen gewöhnlichen eisernen Kochtopf einen über seinen Rand ringsum hinüber greifenden Blechcylinder, von etwa 30 cm Höhe, aufstülpt. Der Cylinder ruht mittelst eines ein paar cm von seinem unteren Rande in ihm befestigten Drahtgitterdiaphragmas auf dem Topfrande auf; oben verschliesst ihn ein abhebbarer Blechdeckel mit Thermometeröffnung. Für 3—6 Mark baut jeder Klempner einen derartigen Cylinder. Gelegentlich kam ich in die Lage, mir einen Dampfkochtopf folgendermassen improvisieren zu müssen: In einen Kochtopf von etwa 40 cm Höhe, wie die Hausfrauen ihn zum Kochen von Kinderwäsche benutzen, wurde ein Rost, welcher eigentlich als Untersatz für ein Plätteisen bestimmt war, gestellt, darauf ein Stück Drahtnetz gelegt und hierauf das Gefäss mit der zu sterilisierenden Flüssigkeit gebracht, dann der Topf mit dem Deckel verschlossen und auf diesen ein Gewicht gelegt. Man kann auch mit solchem improvisierten Apparate den gewünschten Zweck vollkommen erreichen; bei öfterem Gebrauche wird man statt des Plättrostes natürlich ein besonders geflochtenes Gestell auf Kupferdraht oder dergleichen benutzen. Ein Ablesen der Temperatur erübrigt sich; man rechnet die Zeit der Kochung von dem Momente an, in dem der Dampf kräftig zu strömen beginnt. — Auch der Topf des Soxhlet'schen Milchkochers kann als Dampftopf z. B. zum Kochen der Nährmedien in Flaschen (s. unten) benutzt werden.

Als Einsätze in den Dampftopf, z. B. um Reagensgläser in denselben einzustellen, kann man leere Conservenbüchsen verwerten. Man bohrt in ihren Boden und ihre Seitenwand zahlreiche Löcher, dicht unter dem oberen Rande bringt man zwei einander gegenüberliegende Löcher an und befestigt in diesen einen

Bügel aus Draht oder Bindfaden zum Einsetzen und Herausheben der Büchse.

Die teueren und leicht zerbrechlichen Glaskolben, in welchen die bacteriologischen Institute ihre Nährsubstrate sterilisieren und aufbewahren, vermeidet man ganz. Man ersetzt sie durch die schon oben erwähnten Blechkannen mit überfassendem Deckel, in deren Hals man zu grösseren Vorsicht noch einen Wattebausch einbringen kann, oder durch Wein-, Liqueur- und Medicinflaschen mit Watteverschluss. Bei langsamem Anwärmen vertragen derartige Flaschen das Kochen mit Dampf fast sämtlich; ehe man sie mit Nährböden gefüllt zum Kochen bringt, probiert man vorsichtshalber ihre Dampffestigkeit zunächst bei Füllung mit Wasser. Versieht man sie mit einem der guten Verschlüsse, welche für die Flaschen mit steriler Milch Verwendung finden, z. B. mit Gummihütchen nach Pannwitz, Stutzer und Anderen oder mit einem Bierflaschenbügelverschluss, den man beim Sterilisieren lose aufsetzt und nach Beendigung der Kochung sofort schliesst, so halten sich die Nährböden in ihnen sehr gut und lange, da sie sowohl vor Verunreinigung von aussen her wie auch vor Eintrocknung durch Verdunstung geschützt sind.

Reagensgläser, Doppelschalen und andere Glasgegenstände sterilisiert man im Bratofen. Eine Controle der erreichten Temperatur ist nicht erforderlich. Man erhitzt so lange, bis die Wattebäusche der Reagensgläschen oder ein Stück zur Probe mit eingebrachte Watte eben anfängt sich zu bräunen; dann ist eine Temperatur von 170—180⁰ erreicht, was zur Sterilisierung genügt. Man stelle die keimfrei zu machenden Gegenstände so auf, dass sie nicht unmittelbar die Wände des Bratofens berühren; Reagensgläser bindet man mit Drahtgaze und Draht oder auch mit letzterem allein in ein Packet zusammen, das man mit den Wattebäuschen nach oben einstellt. Nach vollendeter Sterilisation lasse man die Objekte im Bratofen, dessen Thür man dann geöffnet hält, langsam erkalten. Pipetten, Reagensröhrchen und Doppelschalen kann man auch mit einer Pincette fassen und in einer nicht russenden Flamme sterilisieren, oder auch durch Ausspülen und Ausbrennen mit Alkohol und Aether keimfrei machen. Reagensgläschen, in welchen Bouillon, Gelatine, Agar oder Kartoffeln sterilisiert werden sollen, brauchen übrigens vor dem Einfüllen dieser Nährmedien nicht schon keimfrei gemacht worden zu sein, — sie werden es schon beim Sterilisieren ihres Inhaltes.

Zum Filtrieren der Nährsubstrate dienen gewöhnliche Küchensiebe, deren Boden mit einer Lage Filtrierpapier bedeckt wird oder einfache emaillierte Blechtrichter. Letztere benutzt man auch zum Einfüllen der Nährmedien in Reagensgläser, wozu man sie in der bekannten Weise mit Gummischlauch, Glasröhrchen und Quetschhahn armiert. Als Verschlussmittel für die Reagensröhrchen genügt statt der teuren entfetteten Verbandwatte jede beliebige nicht entfettete Wattesorte.

Von Nährsubstraten für Culturzwecke braucht man nur die gebräuchlichsten vorrätig zu halten, als da sind Bouillon, Gelatine, Agar, Blutserum, und vielleicht noch Peptonkochsalzlösung, Milch und Kartoffeln. Vom Ankauf fertiger Nährsubstrate, wie sie verschiedene Firmen feilhalten, sei abgeraten, denn man muss da für die Nährmedien Preise bezahlen, die in keinem Verhältnis zu ihrem Werte stehen und hat dabei keine Garantie, dass man auch wirklich brauchbare Nährböden erhält. Es ist kein Kunststück, sich selbst billig und schnell zuverlässig gute Nährsubstrate herzustellen.

Als Grundlage für Nährbouillon, Nährgelatine und Nähragar benutzt man am besten Fleischwasser, das man statt aus dem teueren fettfreien Rindfleisch, welches alle Lehrbücher empfehlen, aus dem nur ein Viertel bis ein Drittel so viel kostenden und stets fast ganz fettfreien Pferdefleisch gewinnt. Man übergiesst das schon vom Fleischer gehackt bezogene Fleisch in einem gewöhnlichen Kochtopfe auf dem Herde mit der doppelten Gewichtsmenge gewöhnlichen kalten Wassers, lässt die Mischung nicht zu schnell sich anwärmen, damit das Fleisch gut extrahiert wird, rührt häufig mit einer Kelle um und lässt die Brühe, wenn sie ins Sieden gelangt ist, $^1/_4$—$^1/_2$ Stunde kochen. Dann filtriert man sie durch ein gewöhnliches Küchensieb, auf dessen Boden man eine Lage Fliesspapier gebreitet hat, in einen anderen Topf. Klar braucht das Filtrat nicht zu sein. Man fügt zu demselben so viel Wasser zu, dass man pro 1 Pfund Fleisch einen Liter Bouillon hat, macht die üblichen Zusätze von Pepton und Kochsalz, eventuell auch von Zucker, Gelatine, Agar, — letzteres lasse man vorher schon einige Stunden in etwas Wasser quellen, wodurch es leichter löslich wird — kocht bis zur Lösung dieser Substanzen und neutralisiert mit Natronlauge, Sodalösung oder Dinatriumphosphat unter Verwendung von blauem Lakmuspapier als Indicator. Neutrale Reaktion ist dann erreicht, wenn ein auf das blaue Lakmuspapier gebrachter Tropfen Nährlösung keinen rötlichen Rand mehr bekommt; der feuchte Fleck soll dieselbe Farbennuance zeigen wie ein durch frisch ausgekochtes destilliertes Wasser erzeugter. Alle Arbeiten bis auf das Neutralisieren, das man lieber selbst vornehmen soll, weil von der richtigen Reaction die Brauchbarkeit eines Nährbodens abhängt, kann natürlich auch die mindest intelligente Köchin ausführen. Nach der Neutralisation kocht man noch einmal tüchtig auf. Bouillon und Gelatine filtriert man alsdann; in die letztere rührt man zweckmässig gleich nach dem Neutralisie-

ren, nachdem sie auf etwa 60° abgekühlt ist, ein Ei
zwecks besserer Klärung hinein. Agar giesst man in
eine hohe Blechkanne oder in einen Glascylinder, stellt
es warm und lässt die Trübungen sich absetzen; dann
giesst man die ziemlich klaren oberen Partieen ab oder
sticht sie heraus, wenn das Agar inzwischen erstarrt
ist. So umgeht man die mühsame Filtration des Agars.
Ist die abgehobene Masse noch nicht genügend klar,
so wiederholt man mit ihr die Sedimentation in Kan-
nen, Glascylindern oder nach dem Einfüllen in Reagensröhrchen in diesen.

Die Bouillon kann man übrigens, ohne dass ihr
Nährwert sichtlich sinkt, vor dem Zusatz von Pepton,
Kochsalz und Agar oder Gelatine bis auf ihr fünffaches
Volumen mit Wasser verdünnen. Nähragar, das mit
solcher fünffach verdünnten Bouillon hergestellt ist,
braucht man überhaupt nicht zu neutralisieren; selbst
Choleravibrionen wachsen ohne weiteres auf ihm.

Statt der aus Fleisch gewonnenen Bouillon kann
man auch eine Lösung von Fleischextract als Basis
für Nährbouillon, Nährgelatine und Nähragar benutzen.
So giebt z. B. eine Lösung von 2 — 10 gr Liebig'schen
Fleischextractes in einem Liter Wasser eine ganz gute
Bouillon ab. Indessen ist ihr die aus Fleisch gewon-
nene Bouillon, wenn sie auch etwas umständlicher zu
präparieren ist, doch vorzuziehen; empfindliche Bacterien gedeihen besser auf den aus dieser gefertigten
Nährsubstraten als auf den mit Fleischextractlösungen
bereiteten. Aehnlich ist es mit einer durch v. Esmarch empfohlenen Nährgelatine, welche aus einer
Lösung von 1% Pepton und 1/2% Kochsalz in Wasser,
unter Zusatz eines Eies, aber ohne Fleischsaftbeigabe
hergestellt wird; auch sie ist der Bouillongelatine
nicht ganz gleichwertig. Ebenso liegen die Dinge
schliesslich betreffs der Nährböden, in welchen die
Bouillon durch Urin ersetzt worden ist.

Blutserum braucht man gewöhnlich nur in erstarrtem Zustande. Man gewinnt es aus dem Blute von Schlachttieren, das man selbst in sauberen, aber nicht notwendig sterilen, grossen Glasgefässen bei der Schlachtung auffängt und 24—48 Stunden an einem kühlen Orte zur Abscheidung des Serums stehen lässt. Das dann abgeheberte Serum bewahrt man entweder in festgeschlossenen Flaschen mit Zusatz von etwa 5% Chloroform oder Toluol auf, — in einigen Monaten ist es dann ganz oder fast ganz keimfrei geworden, — oder man verarbeitet es sofort, d. h. man füllt es in Röhrchen, nachdem es eventuell einen Zusatz von ¹/₅—¹/₄ Volumen neutraler Nährbouillon erhalten hat, und lässt es in den schräg gelagerten Röhrchen erstarren. Man legt dieselben zu diesem Zwecke auf ein Blech, wie man es zum Kuchenbacken benutzt, und stützt dieses mit einer Kante auf einen eisernen Dreifuss, mit der gegenüberliegenden auf ein 10-Pfund-Gewicht, so dass es eine etwas schräge Lage hat. Dann erhitzt man die Unterseite des Bleches durch eine Spirituslampe mit kleiner Flamme bald hier, bald dort, wodurch das Serum in den Röhrchen schnell zur Erstarrung gebracht wird. Nach dem Erstarren setzt man die Erhitzung noch eine Viertelstunde fort und wiederholt sie während der nächsten beiden Tage je eben so lange, während man die Röhrchen in der Zwischenzeit im Zimmer stehen lässt. Danach werden die Röhrchen zwei Tage an einen warmen Platz in der Nähe eines Ofens oder in einen Brutapparat gestellt und nur dann zu Culturzwecken verwendet, wenn sie alsdann, was fast immer der Fall ist, frei von Bacterienentwickelung gefunden werden. Wen die eventuell eintretende Zerreissung der glatten Serumoberfläche durch ein paar Blasen nicht stört, der kann die Röhrchen auch im Dampftopf an drei Tagen hintereinander je ¹/₄ Stunde sterilisieren.

Die Bereitung und Sterilisierung der Peptonkochsalzlösung begegnet keinen Schwierigkeiten. Milch kocht
man an drei aufeinanderfolgenden Tagen je 20 Minuten
im Dampfstrom; nur d i e Röhrchen braucht man für
Culturzwecke, welche sich nach acht Tage langem Aufbewahren an einem warmen Orte unverändert erhalten
haben. Aehnlich verfährt man mit Kartoffeln. Blut
zum Aufstreichen auf Agar für Influenza- und Gono-
coccenculturen entnimmt man aus einem kleinen Haut-
schnitt auf der Innenseite des eigenen Vorderarmes,
einer Gegend, die verhältnismässig leicht zu desinfi-
cieren ist; für Influenzaculturen genügt auch Tierblut,
das leicht steril, z. B. aus der Flügelvene eines Huhnes
oder einer Taube, zu entnehmen ist.

Lässt man Nährsubstrate in Reagensgläsern oder
anderen mit Watteverschluss versehenen Gefässen einige
Zeit stehen, so trocknen sie ein. Erstarrtes Blutserum
und Kartoffeln werden dadurch ganz unbrauchbar. Die
anderen Substrate kann man nach Zusatz von Wasser
nochmals aufkochen und damit wieder benutzbar machen; aber man verliert damit Zeit und bekommt auch,
wenn die Eintrocknung weit vorgeschritten war, keinen
guten Nährboden auf diese Weise mehr zu Stande. Wie
kann man nun vorgehen, um stets sofort oder. in wenigen Minuten die Nährböden in brauchbarem Zustande
zur Verfügung zu haben? Recht zweckmässig ist es,
die Substrate in kleinen Flaschen unter luftdichtem
Gummihütchen-Verschluss, wie oben beschrieben wurde,
aufzubewahren und daneben sterile Reagensröhrchen vorrätig zu halten. Im Bedarfsfalle füllt man vorsichtig und,
um Verunreinigung des sterilen Substrates zu vermeiden, nach Abbrennung der Flaschen- und Röhrchen-
ränder die nötige Anzahl von sterilen Reagensgläsern
direct aus der Flasche; bei sorgfältigem Arbeiten bleiben die Nährböden vollkommen keimfrei, denn die
minimale Gefahr des Hineinfallens von Luftkeimen

beim Umgiessen kommt gar nicht in Betracht. Auch schrägerstarrtes Blutserum in Röhrchen kann man jeden Augenblick auf diese Weise frisch herstellen. Man hält Blutserum in flüssigem Zustande, mit Chloroform versetzt und dadurch sterilisiert, in Vorrat; mit Leichtigkeit ist die nötige Zahl von Röhrchen abgefüllt, durch Erhitzen auf dem Kuchenblech zum Erstarren gebracht und dadurch gleichzeitig vom Chloroform befreit. Will man die Nährböden in Reagensgläsern gebrauchsfertig vorrätig halten, so kann man den freien Rand der Röhrchen und die Oberfläche des sie verschliessenden Wattebausches durch Erhitzen und Abbrennen in der Flamme sterilisieren, sodann ihre Mündungen mit dicht schliessenden, im Dampf sterilisierten Gummikappen überziehen und sie an einem kühlen trocknen Orte aufbewahren. Ideal ist dieses Verfahren aber aus drei Gründen nicht. Erstens etabliert sich trotz sorgfältigen Abbrennens der Röhrchenmündung oft Schimmelpilzbildung im Wattebausch und greift allmählig auch auf den Nährboden über. Völlig sicher vermeidet man das Eindringen von Schimmel in die Gläser auch durch Aufkochen der mit Kappen bezogenen Röhrchen im Dampfstrome nicht; dabei kleben die Kappen noch dazu häufig am Glase fest, so dass sie beim Abnehmen zerreissen und dadurch für weitere Verwendung unbrauchbar werden. Zweitens aber schützt selbst eine gut schliessende Gummikappe nicht völlig den Röhreninhalt vor dem Eintrocknen, und drittens werden die Anschaffungskosten für die Gummikappen erheblich, falls man eine grössere Zahl von Röhrchen mit Nährsubstraten in Vorrat halten will. Besser ist daher folgende Methode: Man stellt die mit Nährboden beschickten Röhrchen in eine mit gut schliessendem Deckel versehene blecherne Cakesbüchse und deckt auf ihre Wattebäusche eine Lage mit Nelkenöl oder Pfefferminzöl getränktes

Fliesspapier (Loeffler). Die Büchse stellt man an einen trocknen, nicht zu warmen Ort. So aufbewahrt bleiben die Substrate lange Zeit gebrauchsfähig und frei von Schimmelvegetationen. Schliesslich ist auch folgendes Verfahren brauchbar: Man brennt Rand und Wattebausch sorgfältig ab, schiebt den Wattepfropfen ein wenig in das Röhrchen hinein und übergiesst ihn so lange mit flüssig gemachtem Paraffin, bis über ihm eine Schicht desselben stehen bleibt. Bei Gebrauch des Röhrchens kann man den Wattebausch mit einem Korkzieher herausziehen und ihn durch den Bausch eines leeren sterilen Röhrchens ersetzen. Diese, eigentlich für die Conservierung entwickelter Culturen erdachte Methode (Czaplewski) ist natürlich etwas umständlich, schützt den Röhrcheninhalt aber gut vor Austrocknung und Verschimmelung.

Kartoffeln kann man nach Simmond's[1] Vorgang gebrauchsfertig vorrätig halten, indem man sie in üblicher Weise reinigt, kocht, dann mit Bindfaden umwickelt, daran aufhängt und dreimal in halbstündigen Pausen in Schellacklösung taucht. Nach einer weiteren Stunde sind sie trocken, werden abgeschnitten, in einen Kasten gelegt und geben noch nach Monaten, mit ausgeglühtem Messer durchschnitten, · eine keimfreie feuchte Culturfläche.

Die Culturverfahren bedürfen, soweit sie zur Fortzüchtung von Reinculturen bestimmt sind, hier keiner Erwähnung, da sie in der gebräuchlichen Form nichts an Einfachheit zu wünschen übrig lassen. Von den für die vorkommenden Diagnosen wichtigen Mikroorganismen hält man sich vorteilhaft immer Reinculturen zu Vergleichszwecken vorrätig. Man züchtet sie sich selbst aus dem kranken Organismus oder erbittet sie von einem bacteriologischen Institut oder be-

---

[1] Centralbl. f. Bacteriol. Bd. 21 S. 100.

zieht sie für mässigen Preis aus der Sammlung von
F. Král in Prag (I Kleiner Ring 11). Die meisten in
Frage kommenden Bacterien sind wenig anspruchs-
voll. Umzüchtung in Zwischenräumen von 6—8 Wo-
chen genügt, um sie am Leben zu erhalten.

Zur Isolierung von Bacterien aus Gemischen meh-
rerer Arten bedient man sich des altbewährten Koch'-
schen Plattenverfahrens. Die Koch'schen Glasplatten zur
Ausbreitung des zu erstarrenden Nährsubstrates benutzt man aber nicht, weil man bei ihrer Verwendung
eines besonderen Plattengiessapparates für ihr Erstarren
in genau horizontaler Lage und zu ihrer Aufbewahrung grosser Doppelschalen bedarf; ausserdem sind sie
Verunreinigungen aus der Luft sehr zugänglich. Man
ersetzt sie durch sog. Petri'sche Doppelschälchen von ca.
9 cm Durchmesser und 1—2 cm Höhe, die bis zur Erstarrung des eingegossenen Substrates auf eine möglichst
horizontale Tischplatte gestellt werden. Das „Abfischen"
isolierter Colonien macht auf diesen Schalen keine
Schwierigkeit; wem die nötige Ruhe und Sicherheit
der Hand für das freihändige „Fischen" abgeht, kann
in dem Prausnitz'schen Stützblech oder in den „Bac-
terienharpunen" von Unna oder Schrank nützliche
Hülfsapparate finden. Das Stützblech wird am Objectiv
befestigt und bietet der Fischnadel in einem sie auf-
nehmenden Ausschnitte einen Unterstützungspunkt
nahe der Nadelspitze. Die Harpunen sind Objective,
welche statt der Linse eine ausglühbare Nadel tragen;
sie werden an Stelle der Objectivlinse angeschraubt,
nachdem mit dieser die abzuimpfende Colonie genau
in die Mitte des Gesichtsfeldes eingestellt worden ist,
und werden mit dem Tubus des Mikroskopes so weit
hinabgedreht, bis die Nadelspitze die Colonie berührt.
Für manche Fälle lassen sich die Doppelschalen auch
durch Rollröhrchen ersetzen; dieselben sind aber nur
für Gelatine gut brauchbar, und das Abstechen der

nicht an der Oberfläche des Nährbodens oder von der
Rohrmündung entfernt liegenden Colonien in ihnen
ist schwierig. Derselbe Mangel haftet den flachen
Feldflaschen an, die man zur Not wie Doppelschalen
zu Plattenculturen verwenden kann. Man hält sie mit
etwas Gelatine oder Agar beschickt und die Mündung
mit einem Wattepfropf verschlossen steril vorrätig,
verflüssigt zum Besäen den Inhalt im Wasserbade und
lässt ihn nach der Beimpfung in möglichst horizontaler Lage der Flasche, aber so, dass der Nährboden
den Wattebausch nicht berührt, wieder erstarren.

Für sehr viele Zwecke kann man statt der alten
Plattenculturmethode mit Verteilung der Keime im
Nährboden das Verfahren der fractionierten Aussaat
mit Verteilung der Bacterien nur auf der Oberfläche des Nährmediums mit Vorteil benutzen, so
z. B. zur Untersuchung von Eiter auf Bacterien, von
Rachenabstrichen auf Diphtheriebacillen. Man beladet
eine Platinöse mit dem zur Untersuchung bestimmten
Materiale und streicht mit ihr hintereinander, ohne
sie mittlerweile auszuglühen, über die Oberfläche meh-
rerer Röhrchen mit schräg erstarrtem Nährsubstrat,
über eine oder einige mit erstarrtem Nährboden beschickte Platten oder ein paar Kartoffelhälften hin
und her. Diese Art der Aussaat liefert eine gute
Verteilung und namentlich auf den letztbesäten Sub-
straten der Regel nach die zur Gewinnung isolierter
Colonien genügende Vereinzelung der Keime. Bei
schräg erstarrten Serum- und Agarröhrchen kann
man auch die Nadel nur im Condenswasser abspülen
und dieses dann über die Nährbodenfläche hinüber-
rieseln lassen, wobei eine Anzahl von Keimen auf
dieser haften bleibt.

Agar und Gelatine in Röhrchen kann man, falls
warmes Wasser nicht zur Hand ist, direct über der
Petroleumlampe schmelzen. Uebrigens kann man sich

nach der Methode des sparsamen Bruder Studio aus
jeder Petroleumlampe einen Wasserkochapparat
bauen. Man setzt auf die Lampenglocke einen vom
Klempner zu fertigenden kleinen Apparat aus Blech,
der aus zwei etwa 10 cm von einander entfernten und
durch vier angenietete (nicht angelötete!) feste Blechstreifen unter einander verbundenen Blechringen be-
steht. Der eine Blechring fasst genau mit seinem
nach unten umgebogenen Rande über die Lampenglocke. Der andere, dessen Rand nach oben umge-
bogen ist, trägt einen kleinen Kochtopf mit Wasser,
das sich über der heissen Lampe sehr schnell erwärmt.
    Das Zählen von Colonien auf Platten kann
ohne besondere Zählapparate sehr einfach erfolgen. In
Platten mit wenig Colonien zählt man alle unter Zuhülfenahme einer Lupe, wobei man die Platten auf
eine dunkle Unterlage stellt. Bei reicher bewachsenen
Platten hilft man sich folgendermassen: Petrischalen
stellt man auf schwarzes Glanzpapier und ritzt rings
um ihren Rand mit einer Stecknadel einen Kreis in
das Papier. Den Kreis teilt man, indem man mit der
Nadel Durchmesser in das Papier ritzt, in eine Reihe
gleichgrosser Sectoren. Dann stellt man die Platte
wieder auf den Kreis, zählt die Colonien in einigen
Sectoren und berechnet daraus die Zahl der Colonien
auf der Platte. v. Esmarch empfiehlt, aus schwar-
zem Papier ein genau 1 qcm grosses Stück auszu-
schneiden, es unter die Platte zu legen, diese darauf
zu verschieben und zu zählen, wie viele Colonien im
Durchschnitt auf 1 qcm kommen. Dann misst man
mit einem Massstab den Durchmesser der Platte, berechnet daraus ihre Grösse in Quadratcentimetern und
erhält durch Multiplication dieser Zahl mit der durch-
schnittlichen Keimzahl pro 1 qcm die Zahl der ge-
samten auf ihr vorhandenen Colonien.
    Manche von den Bacterien, auf deren Nachweis

die für die Praxis wichtigen Untersuchungen abzielen,
gedeihen schnell und üppig nur bei Temperaturen,
welche der Körperwärme nahe liegen. Um ihre An-
wesenheit baldmöglichst feststellen oder ausschliessen
zu können, würde man also am besten die Culturen
aus dem Untersuchungsmateriale in einen auf etwa
37° eingestellten Brütschrank bringen. Die Beschaf-
fung eines brauchbaren Brutapparates für die
Zwecke des praktischen Arztes ist auf verschiedene
Weise möglich. Die trefflichen, in den bacteriologischen Laboratorium verwendeten Brutapparate sind
sehr teuer und der Regel nach nur für Gasheizung
eingerichtet. Es giebt deren, welche für Petroleum-
heizung geliefert werden; gelobt wird z. B. ein von
F. Sartorius in Göttingen hergestellter Apparat.
Landois[1] hat einen Brütofen erdacht, der mit grossen Stearinkerzen geheizt werden kann und eine in-
geniöse Reguliervorrichtung besitzt. Alle diese Apparate aber sind zu kostspielig für den nicht über grosse
Mittel verfügenden praktischen Arzt. Einfachere Apparate halten die gewünschte Temperatur nicht so genau fest, reichen aber für die meisten Zwecke aus,
für die es genügt, wenn die Temperaturen sich zwischen 30 und 37° bewegt, ohne die obere Grenze je-
denfalls jemals zu überschreiten. Billig und einfach
ist eine von Klemensiewicz[2] vorgeschlagene Ein-
richtung. Durch einen grossen als Brutschrank die-
nenden Holzkasten führt ein eisernes Rohr hindurch,
das die Verbrennungsgase einer Gasflamme oder einer
Petroleumlampe ableitet. Ich habe mich an einem
derart construierten Brutschranke überzeugen können,
dass man durch richtige Wahl der Flammengrösse dahin gelangen kann, an einer bestimmten Stelle des
Kastens dauernd ungefähr die gewünschte Temperatur

[1] Centralbl. f. Bacteriol. Bd. XIII S. 256.
[2] Wiener klin. Wochenschr. 1888 Nr. 13.

zu erhalten. Bedingung dafür ist aber das Bestehen einer gleichmässigen Aussentemperatur, denn bei dem Mangel jeder feineren Regulierung ist die Innentemperatur in hohem Masse von der Lufttemperatur in der Umgebung des Kastens abhängig. Das ist auch bei den weiterhin zu beschreibenden Brutapparatconstructionen der Fall; man muss sie daher in gleichmässig temperierten Räumen aufstellen oder bei Schwankungen der Zimmerwärme die Grösse der Heizflamme variieren. Die Gefahr, dass das Holz des Kastens bei Berührung mit dem heissen Schornsteinrohr einmal in Brand gerät, lässt sich leicht durch Imprägnierung des Holzes mit Phosphorsäure vermeiden.

Praktisch ist auch folgender von Herrn Dr. C. Enoch in Hamburg construierter und seit Jahren mit gutem Erfolg gebrauchter Brutapparat. In dem Boden einer starkwandigen Kiste wird in der Mitte der ganzen Länge nach ein 10 cm breiter Streifen Holz herausgeschnitten und durch aufgenageltes Blech ersetzt. Dann wird der Boden der Kiste mit Eisenfeilspähnen in etwa zolldicker Schicht bedeckt, auf diese ein Kasten aus Blech gesetzt und der Zwischenraum zwischen dessen Aussenwand und der Innenwand der Kiste mit Eisenfeilspähnen ausgefüllt. Schliesslich wird die Kiste mit dem Deckel und einer darauf gelegten Filzschicht bedeckt. Unter dem Blechstreifen im Boden wird eine Wärmequelle angebracht, — eine Petroleumlampe oder dergleichen. Es gelingt leicht, dieselbe so gross zu wählen, bezw. ihre Entfernung vom Boden der auf hölzernen Böcken ruhenden Kiste so zu regulieren, dass im Inneren des Blechkastens stets eine gleichmässige Temperatur herrscht. Der Holzboden der Kiste wird bei der Instandsetzung des Apparates mit Phosphorsäure getränkt und dadurch dauernd vor dem Anbrennen geschützt.

Auch folgende Anordnung, die allerdings nur dort

anwendbar ist, wo electrisches Licht zur Verfügung steht, ist mir als brauchbar beschrieben worden. Man legt eine electrische Glühlichtbirne in einen gut verschliessbaren Holzkasten hinein und umhüllt sie mit lichtundurchlässigem Stoffe. Die Temperatur steigt bis auf mässige Höhe, die natürlich nach dem Grössenverhältnis zwischen Birne und Kasten etwas verschieden sein wird, und hält sich dauernd sehr gleichmässig darauf.

v. Esmarch hat mehrere Vorschläge zum Improvisieren von Brutschränken gemacht. Man kann die Culturen in einem weiten Glase in ein grosses Wasserbad stellen, das auf 35 —40⁰ erhitzt, mit einem Deckel und einer Schicht Watte bedeckt und durch ein darunter gestelltes Nachtlicht, welches man je nach der gewünschten Temperatur mehr oder weniger dicht unter den Boden des Topfes bringt, geheizt wird. Die Temperatur controliert man an einem durch den Deckel geführten Thermometer. Ein anderes Verfahren ist folgendes: Man füllt auf den Boden eines Topfes krystallisiertes essigsaures Natron, schmilzt es durch Erwärmen auf etwa 60⁰, bringt dann die Culturen in einem Glase in den Topf ein und umhüllt ihn mit einer dicken Pferdedecke oder dergleichen. Das essigsaure Natron, das ja auch bei den Carbonnatronöfen in analoger Weise als Wärmereservoir dient, giebt beim Wiederauskrystallisieren seine Wärme sehr allmählich ab und hält daher das Innere des Topfes lange warm. Man muss nur darauf achten, dass die Temperatur die Grenze von 37⁰ nicht überschreitet. — Ich habe nach beiden Angaben v. Esmarchs Brutapparate angefertigt und ebenfalls recht zufriedenstellende Resultate damit erhalten, so dass ich dieselben als ganz gut brauchbar empfehlen kann.

Im Winter mag man die zu bebrütenden Culturen auch in die Nähe des Ofens setzen oder, wie v. Esmarch vorschlägt, auf ein Brett über dem Ofen dicht unter der Zimmerdecke, wo die Temperatur bis an 30⁰ steigt.

Den allereinfachsten Brutapparat endlich stellt der menschliche Körper selbst dar. Leichter erkrankten bettlägerigen Patienten kann man die Röhrchen oder Platten, welche mit dem von ihnen stammenden Untersuchungsmateriale besät worden sind, auf der Brust befestigen und ein dickes Wolltuch darüber decken. Ferner liefert die Kleidung des Arztes selbst eine Anzahl von kleinen, von — im wahren Sinne des Wortes — Taschenbrütapparaten. Namentlich die Taschen auf der Innenseite der Weste kann man als Brütapparate ausnutzen. Man lege die Culturröhrchen in lange Cigarrentaschen, auch in Blechkapseln, wie sie zur Aufbewahrung von Pflastern dienen, oder in Pennale, wie sie die Schulkinder für ihre Schieferstifte und Federhalter gebrauchen, oder in Hülsen von Pappe, und stecke sie in die innere Westentasche. Ich habe wiederholt den Versuch gemacht, Diphtheriematerial auf diese Weise zu bebrüten. Tags über trug ich die Röhrchen in der inneren Westentasche, Nachts legte ich sie unter das Kopfkissen. Innerhalb 24 Stunden waren die Diphtheriecolonien immer gut entwickelt. Das Taschenbrutverfahren ist in Chicago z. B. für die Diphtheriediagnose officiell eingeführt. Die Aerzte erhalten kleine Blechschachteln mit erstarrtem Blutserum, so gross, dass sie gerade in die Westentasche passen. Sie bebrüten dieselben nach der Besäung solange in der Tasche, bis sich Gelegenheit findet, sie dem Untersuchungsinstitut zur Einstellung in vollkommenere Brütapparate zu übergeben.

Wer Tierversuche ausführen will, muss für das stete Vorhandensein wenigstens einiger Versuchstiere sorgen. Selbst wird man diese nicht zu halten brauchen, denn sogar im kleinsten Orte finden sich gewöhnlich Leute, die aus Liebhaberei weisse Mäuse, Meerschweinchen und Kaninchen, also die am meisten gebrauchten Versuchstiere halten, so dass man seinen Bedarf, wenn er nicht gar zu gross wird, leicht decken kann. Mäuse bewahre man in Einmachegläsern auf, wie sie die Hausfrauen brauchen; auf den Boden der Gläser bringe man etwas Torfmull, oben bedecke man sie mit einem Stück Drahtnetz (von einem alten Fliegenfenster z. B.) und einem halben Mauerstein. Meerschweinchen und Kaninchen halte man in grossen Steinguttöpfen auf einer Torfmulllage und bedecke die Töpfe eventuell mit einem Stück Kistendeckel. Ein Verstreuen pathogener Keime ist durch die Verwendung von Steintöpfen als Käfigen sicherer als durch Benutzung anderer Behälter zu vermeiden. Inficierte Tiere bringt man womöglich an einen nicht jedermann zugänglichen Platz. Nach dem Tode der Versuchstiere verbrennt man die Torfstreu der Käfige im Herdfeuer und reinigt die Gläser oder Töpfe mit verdünnter roher Schwefelsäure. Sectionen von Versuchstieren macht man auf alten Kistendeckeln. Die Cadaver verbrennt man dann samt den Deckeln im Herdfeuer oder vergräbt sie an geeigneter Stelle tief in die Erde. Die Leichname kleinerer Tiere kann man auch durch Aufkochen im Dampf von lebenden pathogenen Keimen befreien und dann in beliebiger Weise beseitigen.

Schliesslich noch einige Worte über die Entnahme der Untersuchungsmaterialien am Krankenbette. Eine Platinnadel, um verdächtiges Material zu entnehmen, trägt man im Taschenbesteck bei sich. Man hat sie zweckmässig nicht in einem Glasstab befestigt, denn von diesem springt gar zu häufig beim Ausglühen der Nadel das sie tragende Endstück ab; das dann nötige Wiedereinschmelzen der Nadel aber ist recht unbequem. Besser besorgt man sich daher einen Kolle'schen Halter für die

Nadel, einen Stab von Aluminium, an den die Platinnadel mittelst eines Schraubengewindes wie der Schreib-
stift in die Taschenbleistifte, die sog. Crayons, einge-
schraubt wird. (Für 1 M. käuflich; zerlegbar und darum
vorzuziehen, weil bequemer einzupacken, für 1,50 M.
von F. u. M. Lautenschläger in Berlin, Oranienburger
Strasse 54, erhältlich): Das Ausglühen der Platinnadel
kann man über einer Petroleumlampe besorgen. Aus-
striche für mikroskopische Untersuchung macht man
auf einem Objectträger, deckt einen zweiten auf die bestrichene Seite des ersten und wickelt beide in Schreib-
papier. Rachenabstriche zur Untersuchung auf Diphtheriebacillen macht man mit Holzstäbchen, an deren
unterem Ende ein kleiner Wattebausch festgebunden
ist. Man schneidet solche Holzstäbchen aus Cigarren-
kistenholz, sterilisiert sie, fertig mit Wattebausch armiert und in Reagensgläsern eingeschlossen, im Bratofen und trägt sie in Blechhülsen oder in Pennale ein-
gepackt bei sich. Die Aussaat des Materiales auf Nährböden erfolgt sofort oder erst zu Hause. Mit solchen
Holzstäbchen kann man natürlich auch Eiter und andere Materialien entnehmen. Um sofort an Ort und
Stelle Culturen anlegen zu können, führt man Röhrchen mit schräg erstarrtem Agar oder Serum in Hülsen
bei sich. Flüssigkeiten, wie Eiter, Exsudate und dergleichen kann man auch in kleine, an einem Ende
capillar verjüngte Pipetten aufsaugen, die man sich
durch Ausziehen von Glasröhrchen in der Flamme
selbst herstellt und in engen, mit Wattebausch ver-
schlossenen Reagensgläschen sterilisiert und transpor-
tiert. Zur Entnahme von Blut kann man die feine
Spitze einer solchen Capillarpipette wie eine Spritzen-
kanüle direct durch die Haut in eine Vene der Vor-
derarmbeugeseite einstossen. Will man aus dem Blute
Serum, z. B. zur Anstellung der Widal'schen Reaction,
gewinnen, so blase man das Blut aus der Pipette

sofort nach der Entnahme in das Röhrchen aus, in welchem die Pipette gesteckt hatte, und lasse es darin sein Serum auspressen. Natürlich kann man für die Widalreaction Blut auch aus beliebigen anderen Körperstellen durch Nadelstich oder Lanzettenschnitt gewinnen.

Die im Vorstehenden gegebenen Hinweise dafür, wie man sich bei der Entnahme bacteriologischen Untersuchungsmateriales, bei der mikroskopischen und culturellen Untersuchung desselben mit einfachen Hülfsmitteln behelfen kann, machen selbstverständlich keinen Anspruch auf Vollständigkeit nach irgend einer Richtung hin. Sie sollen nur zeigen, dass man keineswegs ein mit kostspieligen Apparaten und allem sonstigen Comfort ausgestattetes Laboratorium nötig hat, um einfachere bacteriologische Untersuchungen, und darunter fallen die praktisch wichtigsten, ausführen zu können. Das bacteriologische Arbeiten bietet dem praktischen Arzte überall Gelegenheit, sich erfinderisch in dem Ersinnen einfacher und zweckmässiger Hülfsmittel und Verfahren zu erweisen und darzuthun, dass er wirklich ein praktischer Arzt, das heisst nicht nur Arzt, sondern auch praktisch ist.

Paul Scheiner's Buchdruckerei, Würzburg, Dominikanergasse 6.

www.ingramcontent.com/pod-product-compliance
Lightning Source LLC
Chambersburg PA
CBHW021719210326
41599CB00013B/1699